BEI GRIN MACHT SICH IHR WISSEN BEZAHLT

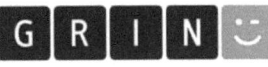

Peter W. Janakiew

Finanzierung von Investitionen im Krankenhaus

Vor- und Nachteile klassischer und alternativer Finanzierungsinstrumente

GRIN Verlag

Bibliografische Information der Deutschen Nationalbibliothek:

Die Deutsche Bibliothek verzeichnet diese Publikation in der Deutschen National-
bibliografie; detaillierte bibliografische Daten sind im Internet über http://dnb.d-
nb.de/ abrufbar.

Dieses Werk sowie alle darin enthaltenen einzelnen Beiträge und Abbildungen
sind urheberrechtlich geschützt. Jede Verwertung, die nicht ausdrücklich vom
Urheberrechtsschutz zugelassen ist, bedarf der vorherigen Zustimmung des Verla-
ges. Das gilt insbesondere für Vervielfältigungen, Bearbeitungen, Übersetzungen,
Mikroverfilmungen, Auswertungen durch Datenbanken und für die Einspeicherung
und Verarbeitung in elektronische Systeme. Alle Rechte, auch die des auszugsweisen
Nachdrucks, der fotomechanischen Wiedergabe (einschließlich Mikrokopie) sowie
der Auswertung durch Datenbanken oder ähnliche Einrichtungen, vorbehalten.

Impressum:

Copyright © 2013 GRIN Verlag GmbH
Druck und Bindung: Books on Demand GmbH, Norderstedt Germany
ISBN: 978-3-656-40109-4

Dieses Buch bei GRIN:

http://www.grin.com/de/e-book/212174/finanzierung-von-investitionen-im-kran-
kenhaus

GRIN - Your knowledge has value

Der GRIN Verlag publiziert seit 1998 wissenschaftliche Arbeiten von Studenten, Hochschullehrern und anderen Akademikern als eBook und gedrucktes Buch. Die Verlagswebsite www.grin.com ist die ideale Plattform zur Veröffentlichung von Hausarbeiten, Abschlussarbeiten, wissenschaftlichen Aufsätzen, Dissertationen und Fachbüchern.

Besuchen Sie uns im Internet:

http://www.grin.com/

http://www.facebook.com/grincom

http://www.twitter.com/grin_com

Hausarbeit

Finanzierung von Investitionen im Krankenhaus

— Vor- und Nachteile klassischer und alternativer Finanzierungsinstrumente —

Masterstudiengang Health Care Management

Modulteilprüfung: Alternative Finanzierungsinstrumente

Peter W. Janakiew

Inhalt

Abkürzungs- und Abbildungsverzeichnis

Abkürzungen

KHG	Krankenhausfinanzierungsgesetz in der Fassung der Bekanntmachung vom 10. April 1991 (BGBl. I S. 886), das durch Artikel 4 des Gesetzes vom 20. Februar 2013 (BGBl. I S. 277) geändert worden ist
AO	Abgabenordnung in der Fassung der Bekanntmachung vom 1. Oktober 2002 (BGBl. I S. 3866; 2003 I S. 61), die zuletzt durch Artikel 9 des Gesetzes vom 21. Juli 2012 (BGBl. I S. 1566) geändert worden ist
BGB	Bürgerliches Gesetzbuch in der Fassung der Bekanntmachung vom 2. Januar 2002 (BGBl. I S. 42, 2909; 2003 I S. 738), das durch Artikel 1 des Gesetzes vom 20. Februar 2013 (BGBl. I S. 277) geändert worden ist

Abbildungen

1 Ausgangslage

Die Finanzierung der Krankenhäuser in Deutschland erfolgt gemäß § 4 KHG nach dem sogenannten dualistischen Prinzip:

- die Investitionskosten der Krankenhäuser werden im Wege der öffentlichen Förderung primär von den Bundesländern übernommen
- die sonstigen Kosten der stationären Krankenversorgung sowie die Kosten für nichtstationäre Leistungen der Krankenhäuser (vor- und nachstationäre Behandlung sowie ambulantes Operieren) werden durch die Patienten bzw. durch deren Krankenversicherung in Form von Benutzerentgelten (Pflegesätzen oder Fallpauschalen) finanziert.

Die öffentliche Förderung der Investitionskosten erfolgt entweder auf dem Wege einer Einzelförderung (nach § 9 Abs. 1 und 2 KHG) oder der Pauschalförderung (nach § 9 Abs. 3 KHG). Die Krankenhäuser haben gemäß § 8 Abs. 1 KHG Anspruch auf die öffentliche Investitionsförderung, soweit und solange sie in den Krankenhausplan eines Bundeslandes und bei Investitionen in das Investitionsprogramm des jeweiligen Bundeslandes aufgenommen sind. Näheres regeln das KHG und die einschlägigen Rechtsvorschriften der Bundesländer.

Gemäß 9 Abs. 5 KHG sind die Bundesländer verpflichtet, die Fördermittel so zu bemessen, dass sie die förderfähigen und unter Beachtung betriebswirtschaftlicher Grundsätze notwendigen Investitionskosten decken. In Publikationen[1] wird jedoch darauf hingewiesen, dass die Investitionsförderung in den einzelnen Bundesländern erhebliche Unterschiede – gemessen an der Fördermittelstruktur (Einzel- oder Pauschalförderung) sowie am Fördermittelbetrag pro Planbett – aufweist und dass die Fördermittelbereitschaft der Bundesländer zunehmend sinkt. In Folge dessen ist in den letzten Jahren ein deutlicher Rückgang des gesamten KHG-Fördermittelvolumens zu verzeichnen.

---

[1] Zum Beispiel in Deutsche Krankenhausgesellschaft (2012). Seite 69 ff..

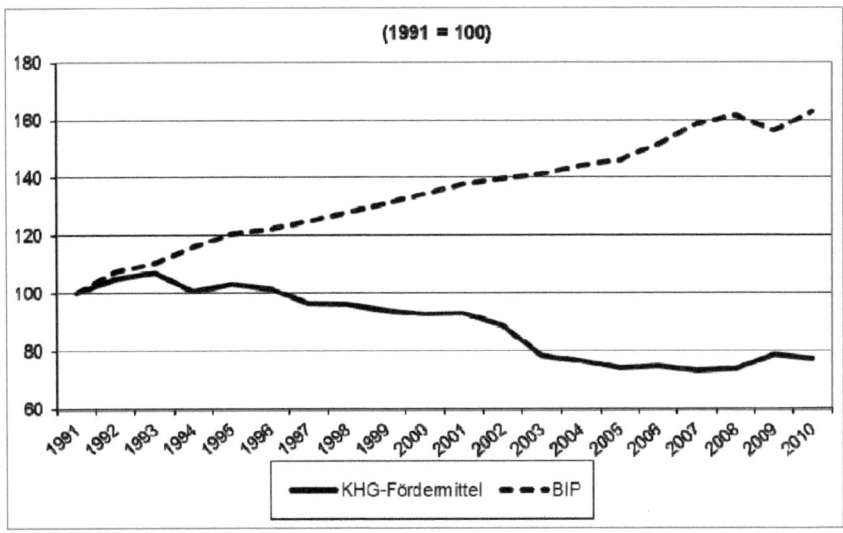

(1991 = 100)

KHG-Fördermittel ▬ ▬ ▬ BIP

Abbildung 1: Entwicklung des KHG-Fördermittelvolumens und des BIP

Quelle: Deutsche Krankenhausgesellschaft (2012). Seite 63

Dieser Rückgang der KHG-Fördermittel spiegelt sich auch in einer durchschnittlichen Krankenhaus-Investitionsquote von nur 4,1% im Jahre 2010 wider. Im Vergleich lag diese im Jahre 1991 noch bei ungefähr 10%.[2]

Unter diesen gegenwärtigen Bedingungen können die oben genannten Krankenhäuser ihre Investitionsvorhaben nicht vollständig mit öffentlichen Fördermitteln finanzieren und müssen zusätzlich Eigenmittel einsetzen. Unter Eigenmitteln werden alle Finanzierungsquellen außerhalb der Investitionsförderung nach §§ 8 bis 11 KHG und der eventuellen sonstigen Zuweisungen/Zuwendungen der öffentlichen Hand oder Dritter verstanden. Selbsterwirtschaftete Eigenmittel liegen bei den Krankenhäusern hauptsächlich in Form einer Gewinnrücklage vor.[3] Weiterhin ist die Einlage des Gesellschafters (Krankenhausträgers) in die Kapitalrücklagen des Krankenhauses eine mögliche Quelle der Eigenmittelfinanzierung.

Sobald die Möglichkeiten einer Eigenmittelfinanzierung von Investitionen nicht ausreichend gegeben sind, gewinnen für Krankenhäuser verstärkt klassische wie auch alternative Finanzierungsinstrumente der Außenfinanzierung an Bedeutung.

---

[2] Deutsche Krankenhausgesellschaft (2012). Seite 63.
[3] Vgl. Wolke, T. (2010). Seite 7.

Im Rahmen dieser Hausarbeit soll die klassische Finanzierung einer Investition mittels eines Annuitätendarlehens ebenso betrachtet werden wie die alternativen Finanzierungsformen Leasing, Einwerben von Spenden und Sponsoring. Die Betrachtung erfolgt anhand des folgenden Musterbeispiels.

1.1 Investition des Krankenhauses „Maria Hilf"

Das Krankenhaus „Maria Hilf" wird in der Rechtsform einer GmbH betrieben und ist gemeinnützig (§§ 51 ff. AO) ausgerichtet. Die Klinikleitung beschließt für die Geburtshilfeabteilung die Beschaffung eines 4D-Baby-Ultraschallgerätes zum Preis von 85.000 Euro. Die Videosequenzen oder Fotoabzüge sollen den Eltern als Wahlleistung angeboten und daher von diesen mit bezahlt werden.

Die vom Bundesland gewährten Fördermittel wie auch die Eigenmittel des Krankenhauses reichen jedoch nicht zur Finanzierung des 4D-Baby-Ultraschallgeräts aus. Deshalb muss das Krankenhaus „Maria Hilf" zur Finanzierung der Investition auf andere Finanzierungsformen zurückgreifen.

1.2 Betriebliche Nutzungsdauer mobiler Wirtschaftsgüter

Bei einem 4D-Baby-Ultraschallgerät handelt es sich in erster Linie um ein mobiles Wirtschaftsgut im Gesundheitswesen. Mithilfe des Gerätes kann nicht nur eine vollständige Untersuchung des Ungeborenen im Mutterleib erfolgen, sondern dieses auch in Echtzeit räumlich dargestellt werden.

Für mobile Wirtschaftsgüter bemisst sich die Abschreibungsdauer gemäß § 7 Abs. 1 Einkommensteuergesetz grundsätzlich nach der betriebsgewöhnlichen Nutzungs-dauer. In den vom Bundesministerium der Finanzen herausgegebenen Abschreibungstabellen für allgemein verwendbare Anlagegüter sind Richtwerte für die Nutzungsdauer von Anlagegütern festgelegt. Für „Medizinische Ultraschallgeräte" beträgt die betriebsgewöhnliche Nutzungsdauer fünf Jahre.[4]

Das 4D-Baby-Ultraschallgerät ist aufgrund der betriebsgewöhnlichen Nutzungsdauer als Anlagegut im Krankenhaus zu bilanzieren.[5]

---

[4] Bundesministerium der Finanzen (1995)
[5] § 3 Abs. 2 Abgrenzungsverordnung

2 Investitionsdarlehen

Zur Finanzierung von Investitionen greifen Organisationen in Deutschland übli-cherweise auf Fremdkapital zurück, das in Form von Bankkrediten durch Kreditin-stitute (öffentlich-rechtliche, genossenschaftliche oder private Kreditinstitute) be-reitgestellt wird.[6] Die Fremdfinanzierung über den Kapitalmarkt zählt daher zu den klassischen Finanzierungsinstrumenten für Investitionen.

Da es sich im Allgemeinen um eine reine Geldleihe von Kreditinstituten handelt, die sich an der betriebsgewöhnlichen Nutzungsdauer der Investition von fünf oder mehr Jahren orientiert, wird für diese Form des Fremdkapitals der Begriff des In-vestitionsdarlehens anstatt des Kredits verwendet.[7]

In den §§ 488 ff. BGB werden die Grundmerkmale einer jeden Darlehensfinanzie-rung festgelegt. Nach Abschluss des Darlehensvertrages, der auf zwei überein-stimmenden Willenserklärungen[8] beruht, ist der Darlehensgeber verpflichtet, den vereinbarten Geldbetrag an den Darlehensnehmer auszuzahlen. Der Darlehens-nehmer ist im Gegenzug dazu verpflichtet, die vereinbarten Kapitaldienstbestand-teile Zins und Tilgung bei Fälligkeit zu zahlen.[9]

Im Wesentlichen werden Fälligkeitsdarlehen[10] und Annuitätendarlehen unter-schieden.

---

[6] Eine Studie aus dem Jahre 2011 des Bankenfachverbandes zur Investitionsfinanzierung zeigt, dass 57% der befragten Unternehmen den Kredit zur Fremdfinanzierung von Investitionen heranziehen. Im Jahre 2009 lag das Ergebnis der gleichen Studie bei 54%. Auf Platz 2 mit 26% in 2011 und 28% in 2009 befand sich das Leasing.
[7] Vgl. Becker, H. P. (2011). Seite 210.
[8] Zum einen wird durch den Darlehensantrag des Darlehensnehmers das Kreditverfahren eingeleitet. Zum anderen erfolgt nach positiver Bewertung des Kreditverfahrens durch den Darlehensgeber die Kreditzusage.
[9] § 488 Absatz 1 BGB
[10] Während der Darlehenslaufzeit werden nur Zinsen bezahlt, die Tilgung erfolgt in einem Betrag bei Been-digung der Darlehenslaufzeit.

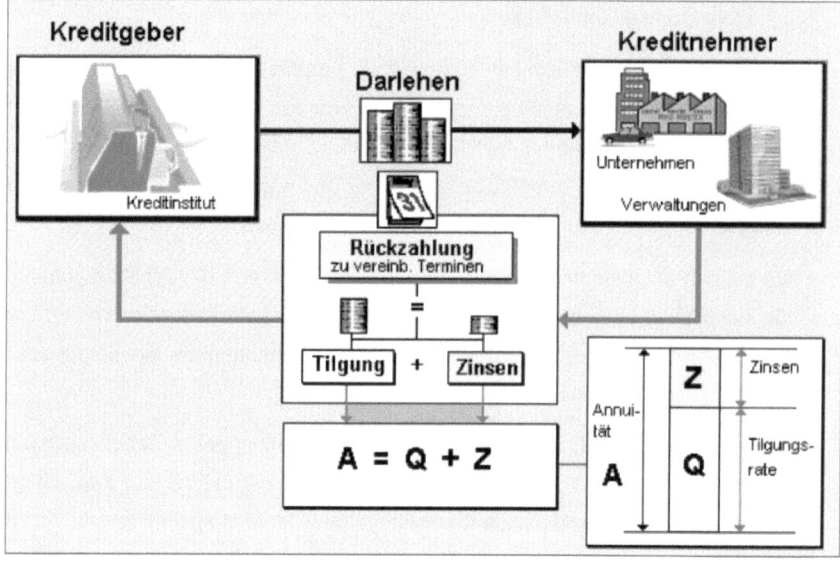

Abbildung 2: Darlehen

Quelle: http://www.iwk-svk-dresden.de/Demo/BwLex/html/A/Annuitaet.htm [20.02.2013]

Die Höhe der Zinsen eines Darlehens richtet sich unter anderem nach der Bonität und den Sicherheiten des Darlehnsnehmers. Der Krankenhaus Rating Report 2011 des Rheinisch-Westfälischen Instituts für Wirtschaftsforschung geht davon aus, dass 75% der deutschen Krankenhäuser derzeit eine gute Bonität aufweisen.[11] Für die Absicherung von Investitionsdarlehen bei mobilen Wirtschaftsgütern hat sich in der Praxis eine Sicherungsübereignung der erworbenen Sache bewährt, wenn die eigenen finanziellen Mittel des Darlehensnehmers als Kreditsicherheit nicht ausreichen. Alternativ sind auch schuldrechtliche Sicherungen des Darlehens denkbar, zum Beispiel in Form von Bürgschaften.

2.1 Annuitätendarlehen

Bei Annuitätendarlehen bleibt die Annuität, bestehend aus Zinsen und Tilgung, über die gesamte Laufzeit des Darlehens gleich. Die Tilgungsbeträge steigen im Umfang der eingesparten Zinsen. Die Rückzahlung des Darlehens erfolgt in monatlich gleich bleibenden Raten, bis der gesamte Darlehensbetrag plus Zinsen und Kapitalkosten getilgt ist.

---

[11] Rheinisch-Westfälisches Institut für Wirtschaftsforschung (2011). Seite 13.

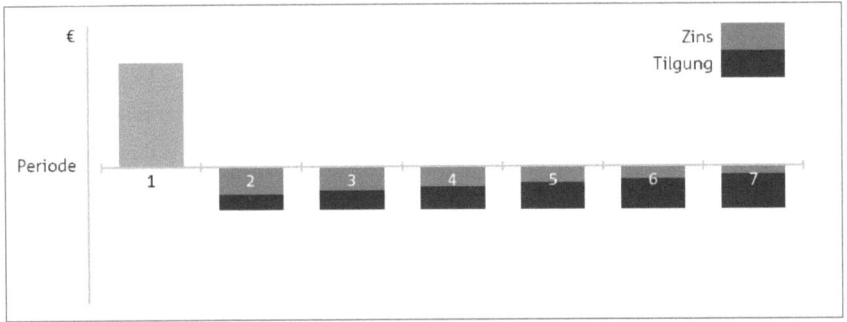

Abbildung 3: Annuitätendarlehen, Zins und Tilgung

Quelle: Bundesverband deutscher Banken e.V. (2010). Seite 14

Die Annuität ist aus Mitteln des operativen Geschäfts des Darlehensnehmers zu refinanzieren.

Im Falle des Krankenhauses „Maria Hilf" könnte dies beispielweise anteilig aus den angebotenen Wahlleistungen (in Form von Videosequenzen oder Fotoabzügen) für die Eltern geschehen. Das Ergebnis des Krankenhauses wird außer mit den Darlehenszinsen und Kapitalkosten, auch mit den Abschreibungen des angeschafften Anlagegutes (hier 4D-Baby-Ultraschallgerät) belastet.

2.2 Vor- und Nachteile eines Annuitätendarlehens

Der entscheidende Vorteil eines Annuitätendarlehens liegt in der immer gleichen Annuität und der vorhandenen Transparenz bezüglich der Höhe der liquiditätsmäßigen Belastung während der Laufzeit. Zudem ist bei einer guten bis sehr guten Bonität das Verfahren zur Aufnahme eines Darlehens sehr schnell und unkompliziert. Ebenso sind die Kapitalkosten gering.

Mit einem Annuitätendarlehen sind kaum Nachteile verbunden. Zu nennen sei, dass mit zunehmender Laufzeit die Steuerersparnisse geringer ausfallen, weil die als Betriebsausgaben abzugsfähigen Zinsen sinken. Im Gegenzug steigt die Tilgung, für deren Bedienung höhere Gewinne zu erwirtschaften sind oder sich alternativ das Eigenkapital verringert.

3 Finanzierungsleasing

Das Finanzierungsleasing erfüllt aus wirtschaftlicher Sicht eine externe Finanzierungsfunktion, indem ein Wirtschaftsgut zum mittel- bis langfristigen Gebrauch gegen ein Entgelt überlassen wird. Aufgrund dieser Gebrauchsüberlassung eines Wirtschaftsgutes grenzt sich das Finanzierungsleasing gegenüber dem Kreditgeschäft ab, bei dem ausschließlich ein Gelddarlehen gewährt wird.

Charakteristisch für das indirekte Finanzierungsleasing ist eine Dreieckskonstellation. Diese besteht aus dem Hersteller oder Lieferanten des Wirtschaftsgutes, dem Leasinggeber als dem rechtlichen Eigentümer des Wirtschaftsgutes und dem Leasingnehmer, der das Wirtschaftsgut zur Erbringung einer Leistung einsetzt. Infolgedessen gibt es zwei Vertragskonstellationen. Zum einen ist dies der Kaufvertrag für das Wirtschaftsgut zwischen dem Hersteller oder Lieferanten und dem Leasinggeber. Die zweite Konstellation ist der Finanzierungsleasingvertrag, der die Gebrauchsüberlassung des Wirtschaftsgutes zwischen dem Leasinggeber und dem Leasingnehmer regelt. Beide Verträge bestehen rechtlich unabhängig voneinander.[12]

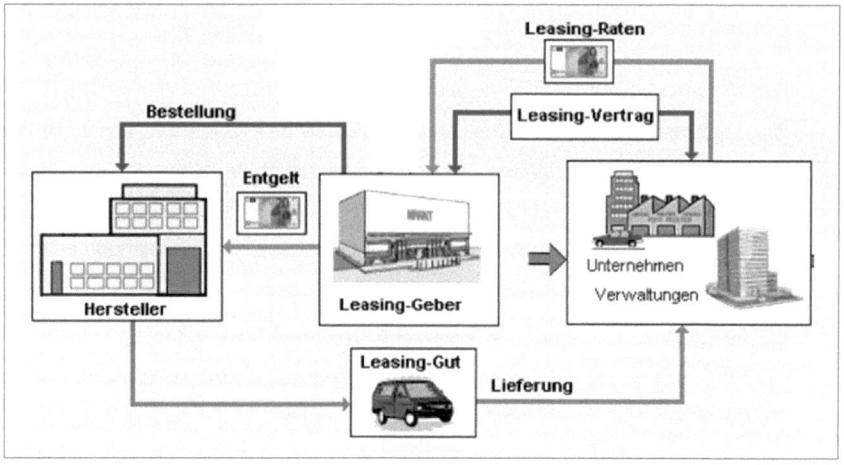

Abbildung 4: Leasing

Quelle: http://www.iwk-svk-dresden.de/Demo/BwLex/html/L/Leasing.htm [20.02.2013]

---

[12] Allerdings ist auch eine reine Zweierkonstellation möglich, wenn der Hersteller des Wirtschaftsgutes zur Steigerung des Absatzes gleichzeitig auch als Leasinggeber auftritt (direktes Finanzierungsleasing).

Bezogen auf die Aufgabenstellung könnte das Finanzierungsleasing so gestaltet werden, dass sich das Krankenhaus „Maria Hilf" als Leasingnehmer das gewünschte 4D-Ultraschallgerät beim Hersteller oder Lieferanten aussucht. Der Leasinggeber kauft das 4D-Ultraschallgerät im eigenen Namen und auf eigene Rechnung. Anschließend schließen der Leasinggeber und das Krankenhaus „Maria Hilf" einen Finanzierungsleasingvertrag, der dem Krankenhaus „Maria Hilf" die Nutzung während der Grundmietzeit erlaubt. Das Krankenhaus zahlt im Gegenzug die Leasingraten, welche das Ergebnis des Krankenhauses belasten.

3.1 Vollamortisationsvertrag

Das Bundesministerium der Finanzen hat sich bereits 1971 mit Fragen rund um das Leasing auseinandergesetzt. Der erste sogenannte Leasing-Erlass vom 19.04.1971 widmete sich der ertragssteuerlichen Behandlung von Finanzierungsleasingverträgen über bewegliche Wirtschaftsgüter und deren bilanzieller Abbildung in den Jahresabschlüssen von Leasinggeber und Leasingnehmer.[13]

Die bislang ergangenen Leasing-Erlasse des Bundesministeriums der Finanzen unterscheiden Teil- und Vollamortisationsverträge von mobilen und immobilen Wirtschaftsgütern. Nachfolgend beschränkt sich die Darstellung auf den Vollamortisationsvertrag mobiler Wirtschaftsgüter.

Aus dem Namen Vollamortisationsvertrag (auch als Full-pay-out-Vertrag bezeichnet) geht bereits hervor, dass bei dieser Vertragsart des Finanzierungsleasings eine vollständige Finanzierung der Anschaffungskosten des Wirtschaftsgutes im Vordergrund steht. Die Leasingraten sind so kalkuliert, dass der Leasinggeber während der Grundmietzeit den vollen Kaufpreis des Wirtschaftsgutes einschließlich Finanzierungskosten abdecken kann und zusätzlich noch einen Gewinn erwirtschaftet.

Die Dauer der Gebrauchsüberlassung, im Sinne einer Grundmietzeit, orientiert sich an der betriebsgewöhnlichen Nutzungsdauer gemäß den amtlichen AfA-Tabellen. Während der Grundmietzeit kann der Finanzierungsleasingvertrag im Regelfall weder vom Leasinggeber noch vom Leasingnehmer gekündigt werden. Am Ende der Grundmietzeit bestehen je nach Ausgestaltung des Finanzierungsleasingvertrages verschiedene Möglichkeiten. So sind Verträge mit Kaufoption

---

[13] Der Mobilien-Leasing-Erlass des Bundesministeriums für Finanzen aus dem Jahre 1971 ist im Wortlaut im Anhang beigefügt.

denkbar, bei denen der Leasingnehmer das Wirtschaftsgut käuflich erwerben kann. Auch ist es rechtlich zulässig, dass die Gebrauchsüberlassung auf eine bestimmte oder unbestimmte Zeit verlängert wird.

3.2 Vor- und Nachteile des Vollamortisationsvertrages

Das Finanzierungsleasing als alternatives Finanzierungsinstrument als solches vereint verschiedene Vorteile. Für Organisationen, wie das gemeinnützig anerkannte Krankenhaus „Maria Hilf", ist es insbesondere von Interesse, dass Finanzmittel nicht zum Zeitpunkt des Kaufes eines Wirtschaftsgutes benötigt werden. Die fälligen Leasingraten können beim Vollamortisationsvertrag zudem aus der Nutzung des Wirtschaftsgutes, im Rahmen der Leistungserstellung, erwirtschaftet werden. Hierdurch wird die Liquidität des Leasingnehmers geschont, weil das Eigenkapital beim Leasing unangetastet bleibt und am Ende der Laufzeit kein Restwert zu finanzieren ist. Auch erlaubt das Leasing, den schnellen Innovationszyklen im Gesundheitswesen gerecht zu werden. Dies ist gerade bei der Medizintechnik relevant, da am Ende des Leasingvertrages das geleaste Objekt durch neueste Technik ersetzt werden kann.

Neben zahlreichen Vorteilen des Finanzierungsleasings mittels Vollamortisationsvertrag sind jedoch auch Nachteile zu verzeichnen. Beim Vollamortisationsvertrag deckt die Leasingrate nicht nur die Anschaffungs- und Nebenkosten, sondern auch die Finanzierungs- und Gewinnanteile des Leasinggebers. Hieraus ergeben sich deutlich höhere Finanzierungskosten gegenüber dem Investitionsdarlehen, was einen entscheidenden Nachteil des Leasings darstellt. Ein weiterer Nachteil ist die fehlende Kündigungsoption beim Vollamortisationsvertrag, wodurch eine längerfristige Bindung an den Leasinggeber und das Wirtschaftsgut entsteht.

4 Philanthropie

Der Begriff Philanthropie setzt sich aus den griechischen Worten „philia" für „Liebe" und „anthropos" für „Mensch" zusammen.[14] Eine abschließende Definition ist in der Literatur nicht zu finden, es handelt sich vielmehr um ein Synonym für das uneigennützige Engagement zugunsten anderer Menschen. Philanthropen drü-

---

[14] Vgl. Fundraising-Akademie (2008). Seite 91.

cken ihr Engagement für die Gesellschaft meist in Form von Spenden größerer finanzieller Beträge aus.

Philanthropisches Handeln hat in Deutschland durchaus Tradition, allerdings geschieht es zumeist außerhalb der gesellschaftlichen Wahrnehmung.[15] Dies ist unter anderem deshalb der Fall, weil in den öffentlichen Medien Philanthropie als Begriff erst langsam Einzug einnimmt.[16] Die wohl bekannteste organisatorische Ausgestaltung philanthropischen Handelns sind Stiftungen. Das Gesamtvermögen aller deutschen Stiftungen wird im Jahre 2012 auf ca. 100 Milliarden Euro geschätzt.[17]

Spenden im Sinne des Steuerrechts sind Zuwendungen in Form von Geld- oder Sachmitteln, die von einer natürlichen oder juristischen Person freiwillig und unentgeltlich zur Förderung gemeinnütziger Zwecke erbracht werden, ohne dass der Spendenempfänger zu einer Gegenleistung verpflichtet ist. Die fehlende Verpflichtung zu einer Gegenleistung, die auch eine Rückzahlungspflicht ausschließt, bildet das entscheidende Abgrenzungsmerkmal gegenüber einem Darlehen.

Die Auflagen und Bedingungen in Bezug auf die steuerliche Anerkennung von steuerbegünstigten Zuwendungen als Spende sind in der Abgabenordnung geregelt. So sind im § 52 Abs. 2 der Abgabenordnung die gemeinnützigen Zwecke abschließend aufgeführt, zu denen auch die Förderung des öffentlichen Gesundheitswesens gehört.

Die Relevanz von Spenden als externe Finanzierungsquelle kann nur geschätzt werden, da in Deutschland verlässliche Zahlen und Fakten hinsichtlich des Themas Spenden fehlen. Das Deutsche Zentralinstitut für soziale Fragen (DZI) geht jedoch in seinen Statistiken für den Jahreszeitraum 2010/2011 von rund 5 Milliarden Euro an Sach- und Geldspenden aus.[18]

---

[15] Der Unternehmer Robert Bosch begann 1910 aus philanthropischen Beweggründen heraus finanzielle Zuwendungen, teilweise in zweistelliger Millionensumme, für das Gemeinwohl bereitzustellen. Heute zählt die Robert Bosch Stiftung, gemessen am Vermögen, zu den größten Stiftungen privaten Rechts in Deutschland. Die Gesamtförderung betrug von 1964 bis 2011 rund 1.095 Millionen Euro. Zur Robert Bosch Stiftung gehören heute auch das Robert-Bosch-Krankenhaus, das Dr. Margarete Fischer-Bosch-Institut für Klinische Pharmakologie und das Institut für Geschichte der Medizin.
[16] Vgl. Haibach, M. (2006). Seite 153.
[17] Bundesverband Deutscher Stiftungen (2012)
[18] Deutsches Zentralinstitut für soziale Fragen (2010)

4.1 Großspenden

Eine abschließende Definition, ab wann bei steuerbegünstigten Zuwendungen von Großspenden gesprochen werden kann, ist in der wissenschaftlichen Literatur nicht vorhanden. Stattdessen sind die Spendenempfänger darauf angewiesen, für die eigene Organisation entsprechende Kriterien festzulegen.

Für die nachhaltige Gewinnung und Bindung von Großspendern bedarf es eines eigenständigen Konzeptes. In Anlehnung an den Begriff Customer Relationship Management[19] kann hierfür auch der Begriff Donor Relationship Management verwendet werden. Im Mittelpunkt dessen sollte die individuelle und persönliche Kontaktpflege zu dieser besonderen Personengruppe stehen. Dies bedingt unter anderem die Bereitstellung personeller Ressourcen bei der spendenempfangenden Organisation. Auch wenn Großspender keine finanzielle Gegenleistung erwarten, so ist eine wie auch immer geartete Danksagung als auch Ehrung für die nachhaltige Spenderbindung von großer Bedeutung. Hier gilt es, entsprechende Alternativen auszuarbeiten. Ein weiterer Schwerpunkt des Donor Relationship Managements ist eine ständig angepasste Kommunikation, um den Großspender beispielsweise über die Verwendung seiner Zuwendung sowie über neue Projekte zu informieren.

Die Kosten für das Einwerben von Spenden in deutschen Krankenhäusern belaufen sich laut einer aktuellen Studie auf etwa 20% der Zuwendungen, jedoch nur bei etablierten Konzepten.[20]

4.2 Vor- und Nachteile von Spenden

Der entscheidende Vorteil von Spenden als alternatives Finanzierungsinstrument ist in der Tatsache zu sehen, dass die Zuwendungen nicht an eine Rückzahlungsverpflichtung gebunden sind. Es handelt sich somit aus bilanzieller Sicht um eigenkapitalähnliche Finanzmittel.

Die nicht zweckgebundenen Spenden stellen für das Krankenhaus Erträge dar; gleichzeitig wird das Jahresergebnis durch die Abschreibungen der mit Spenden finanzierten Wirtschaftsgüter belastet. Die zweckgebundenen Spenden werden in

---

[19] Das Customer Relationship Management (kurz: CRM) umfasst zur Kundenbindung alle organisationsspezifischen Maßnahmen, um die Kunden zufriedenzustellen und langfristig an die Organisation zu binden.
[20] Die Studie der Roland Berger Strategy Consultants GmbH zum Thema Fundraising, Potenzial für deutsche Krankenhäuser ist im Anhang beigefügt.

der Bilanz bzw. Gewinn- und Verlustrechnung der Krankenhäuser wie Fördermittel der öffentlichen Hand behandelt.

Für die spendenempfangende Organisation ergeben sich insbesondere Nachteile hinsichtlich der nicht gesicherten Kontinuität der Zuwendung, bezogen auf den Zeitpunkt und die Höhe derselben. Als weiterer Nachteil gilt der mit dem Einwerben von Zuwendungen verbundene Aufwand. So bedarf es unter anderem einer strategischen Planung und verschiedener Instrumente, zum Beispiel aus dem Marketing, um kontinuierlich Zuwendungen zu erhalten. Ebenso wenig ist die Pflege der Beziehung zum Spender zu vernachlässigen, der beispielweise Transparenz hinsichtlich der Verwendung der Zuwendung fordert.

5 Sponsoring

Der Begriff des Sponsorings wurde durch das Bundesministerium für Finanzen, im sogenannten allgemeinen Sponsoringerlass[21], abschließend wie folgt definiert: *„Uater Spoasoriag wird üblicherweise die Gewähruag voa Geld oder geldwertea Vorteilea durch Uateraehmea zur Förderuag voa Persoaea, Gruppea uad/ oder Orgaaisatioaea ia sportlichea, kulturellea, kirchlichea, wisseaschaftlichea, sozialea, ökologischea oder ähalich bedeutsamea gesellschaftspolitischea Bereichea verstaadea, mit der regelmäßig auch eigeae uateraehmeasbezogeae Ziele der Werbuag oder Öffeatlichkeitsarbeit verfolgt werdea."*

Mit dem Interesse des Sponsors, in Verbindung mit dem Sponsoring eigene Ziele zu verfolgen, grenzt sich das Sponsoring für den Gesponserten eindeutig von der steuerbegünstigten Zuwendung im Sinne einer Spende ab.[22]

Eine aktuelle Studie belegt, dass im Jahre 2012 das gesamte Sponsoringvolumen in Deutschland 4,4 Mrd. Euro beträgt. Den größten Anteil nimmt dabei das Sportsponsoring ein, nämlich von 98% des Gesamtvolumens oder in Zahlen ausgedrückt 2,8 Mrd. Euro. Der Rest verteilt sich beispielsweise auf das Public-Sponsoring, zu dem auch das Sozio-Sponsoring gehört. Von den in der Studie

---

[21] Das Bundesministerium für Finanzen hat im allgemeinen Sponsoringerlass (Schreiben vom 18. 2. 1998, BStBl. 1998 I, S. 212) grundsätzliche Verwaltungsanweisungen zur ertragssteuerlichen Behandlung des Sponsorings festgelegt. Spezielle Erlasse zum Sportsponsoring folgten in den Jahren danach.

[22] Für den Sponsor können die mit dem Sponsoring im Zusammenhang stehenden Aufwendungen steuerrechtlich durchaus als steuerbegünstigte Spenden geltend gemacht werden. Näheres hierzu regelt der oben genannte Sponsoringerlass.

Befragten geben 44 Prozent an, dass der Anteil des Sozio-Sponsorings in den nächsten Jahren wachsen wird.[23]

5.1 Sozio-Sponsoring

Sozio-Sponsoring unterscheidet sich dem Grunde nach nicht vom klassischen Sponsoring. Der Sponsor stellt dem Gesponserten Zuwendungen, beispielsweise in Form von Geld- oder Sachmitteln zur Verfügung, um soziale Projekte zu realisieren.[24] Der Hauptunterschied liegt jedoch in der Motivation des Sponsors. Beim klassischen Sponsoring ist es die medienwirksame Nutzung des Sponsoringverhältnisses, beim Sozio-Sponsoring dagegen die Übernahme und Bescheinigung von gesellschaftlicher Verantwortung.

Auch wenn Sozio-Sponsoring im Gesundheitswesen dazu beitragen kann, Aufgaben zu erfüllen, Projekte umzusetzen und Investitionen zu finanzieren, ist dennoch stets die Integrität und Neutralität der Organisation zu wahren. Gerade im Zusammenhang mit Sponsoringverhältnissen zu der Zulieferindustrie, wie beispielsweise Herstellern und Lieferanten von Medizintechnik, muss der Anschein fremder Einflussnahme durch den Sponsor auf die Handlungen und Entscheidungen des Gesponserten vermieden werden.[25] Verschiedene Institutionen haben in diesem Zusammenhang Grundsätze zur rechtskonformen Gestaltung des Sozio-Sponsorings herausgegeben.[26]

Für ein erfolgreiches Sozio-Sponsoring ist neben der Transparenz des Sponsorings unter anderem auch die plausible Verbindung zwischen Sponsor und Gesponsertem wichtig. So würde ein Sponsoring des 4D-Ultraschallgeräts für die Geburtshilfeabteilung durch ein Pharmaunternehmen, das die Antibabypille herstellt, für Erklärungsnöte sorgen.

5.2 Vor- und Nachteile des Sozio-Sponsorings

Für den Gesponserten liegt, wie bei Spenden, der entscheidende Vorteil von Sozio-Sponsoring darin, dass ihm vom Sponsor Ressourcen bereitgestellt werden,

---

[23] Fachverband für Sponsoring e.V. (2012)
[24] Vgl. Lüthy, A. (2009). Seite 179.
[25] Runde, A. (2012). Seite 92 f.
[26] Zu nennen sind beispielsweise der „Kodex Medizinprodukte" (Bundesverband Medizintechnologie e.V.), die „Empfehlungen zur Zusammenarbeit der pharmazeutischen Industrie mit den Partnern im Gesundheitswesen und deren Mitarbeitern" (Freiwillige Selbstkontrolle für die Arzneimittelindustrie e.V.) oder die Broschüre „Richtig kooperieren" (Kassenärztlichen Bundesvereinigung).

die zur Realisierung von Projekten oder der Finanzierung von Investitionen benötigt werden.

Die Auswirkungen des Sponsorings auf die Bilanz bzw. Gewinn- und Verlustrechnung der Krankenhäuser ist wie bei den nicht zweckgebundenen Spenden. Allerdings muss darauf geachtet werden, dass Sponsoring im Unterschied zu den Spenden unter bestimmten Umständen eine Ertragssteuerpflicht hervorrufen kann.

Im Zusammenhang mit dem Sozio-Sponsoring sind allerdings auch verschiedene Nachteile zu verzeichnen. Diese begründen sich zum Teil aus der Tatsache, dass der Sponsor als Vertragspartner des Gesponserten gesehen werden muss. Insofern sind unter anderem Leistungen und Gegenleistungen klar zu definieren. Hierzu gehört auch das Ausschließen der Einflussnahme des Sponsors auf die wirtschaftlichen Handlungen des Gesponserten.

Darüber hinaus bedarf es beim Gesponserten, wie bei der Gewinnung von Spenden, eines ganzheitlichen Sponsoringkonzeptes. Erfolgreiches Sponsoring ist aus diesem Grund zu Beginn mit erheblichem Aufwand verbunden. Andererseits können sich sowohl Aktivitäten des Sponsors als auch das Sponsoringverhältnis als solches auf den Gesponserten negativ auswirken und dessen Image beschädigen. Als Beispiel hierfür könnte das Aufdecken zweifelhafter Geschäftspraktiken oder die Aufnahme neuer Betätigungsfelder aufselten des Sponsors dienen.

6 Zusammenfassung

Mit dem Rückgang der öffentlichen Investitionsförderung für anspruchsberechtigte Krankenhäuser nach KHG gewinnt die klassische Investitionsfinanzierung über den Kapitalmarkt ebenso an Bedeutung wie alternative Finanzierungsinstrumente.

Von den vorgestellten alternativen Finanzierungsinstrumenten stellt lediglich das Finanzierungsleasing eine für die Investitionsfinanzierung praktikable Variante dar.

Die anderen alternativen Finanzierungsinstrumente - insbesondere das Einwerben von Großspenden oder das Sponsoring - sind zur kurzfristigen Akquise von Fremdkapital, um beispielsweise Investitionen zu finanzieren, ungeeignet. So sind etwa die Höhe und der Zeitpunkt des zur Verfügung gestellten Fremdkapitals nicht planbar. Vielmehr handelt es sich um komplexe und langfristige Finanzierungskonzepte, bei denen es darüber hinaus verschiedener Aufwendungen im Vorfeld der Finanzierung bedarf. Weiter stehen sie im Kontext der strategischen Ziele einer Organisation und sind nur in Verbindung mit einem Marketingkonzept erfolgversprechend. Deshalb dienen das Einwerben von Großspenden und das Sponsoring primär der ideellen Gewinnung und Bindung von organisationsfremden Personen an die Organisation, wie das Krankenhaus „Maria Hilf". Ein weiteres Ziel ist die Öffentlichkeitsarbeit, indem die Organisation (hier das Krankenhaus) sich, den Auftrag und ihre Projekte der Allgemeinheit vorstellt. Dies setzt voraus, dass sich die Organisation ihres eigenen Auftrags bewusst ist, um organisationsfremde Personen von der gesellschaftlichen Bedeutung desselben zu überzeugen. Erst infolge der ideellen Bindung entsteht die nachhaltige Bereitschaft, die Projekte der Organisation zu finanzieren.

7 Quellen

Becker, H. P. (2011). Investition und Finanzierung: Grundlagen der betrieblichen Finanzwirtschaft. Springer

Bundesministerium der Finanzen (1995). AfA-Tabelle für den Wirtschaftszweig „Gesundheitswesen"
Online unter:
http://www.bundesfinanzministerium.de/Content/DE/Standardartikel/Themen/Steu
ern/Weitere_Steuerthemen/Betriebspruefung/AfA-Tabellen/1995-01-13-afa-
23.pdf?__blob=publicationFile&v=1 [20.02.2013]

Bundesverband deutscher Banken e.V. (2010). Kreditverträge
Download unter:
https://bankenverband.de/publikationen/unternehmen/shopitem/6eb5d9e0cfc2ee6
68fe491e70e3be42f [20.02.2013]

Bundesverband Deutscher Stiftungen e.V. (2012). Stiftungen in Zahlen 2012
Online unter:
http://www.stiftungen.org/fileadmin/bvds/de/Presse/Pressemitteilungen/JahresPK_
2013/BvDS_Stiftungen_in_Zahlen_2012.pdf [20.02.2013]

Deutsche Krankenhausgesellschaft (2012). Bestandsaufnahme zur Krankenhaus-
planung und Investitionsfinanzierung in den Bundesländern
Online unter:
http://www.dkgev.de/dkg.php/cat/159/aid/9644/title/Bestandsaufnahme_zur_Krank
enhausplanung_und_Investitionsfinanzierung_in_den_Bundeslaendern
[20.02.2013]

Deutsches Zentralinstitut für soziale Fragen (2010). DZI Spenden Almanach
2010/2011
Online unter: http://www.dzi.de/wp-
content/pdfs_Spenderberatung/DZI%20Spenden-Almanach%202010-11.pdf
[20.02.2013]

Fachverband für Sponsoring e.V. (2012). Sponsor Visions 2012
Online unter: http://www.faspo.de/studien/487-2012-03-21-19-48-47.html
[20.02.2013]

Fundraising-Akademie (2008). Fundraising: Handbuch für Grundlagen, Strategien
und Methoden. Wiesbaden: Gabler

Haibach, M. (2006). Handbuch Fundraising: Spenden, Sponsoring, Stiftungen in
der Praxis. Frankfurt/Main: Campus-Verlag

Lüthy, A. (2009). Marketing als Strategie im Krankenhaus: Patienten- und Kundenorientierung erfolgreich umsetzen. Stuttgart: Kohlhammer

Rheinisch-Westfälisches Institut für Wirtschaftsforschung (2011). Krankenhaus Rating Report 2011 – Die fetten Jahre sind vorbei. RWI Materialien Heft 67 Download unter: http://www.rwi-essen.de/publikationen/rwi-materialien/244/ [20.02.2013]

Runde, A. (2012). SRH Studienbrief Alternative Finanzierungsinstrumente. Riedlingen

Wolke, T. (2010). Finanz- und Investitionsmanagement im Krankenhaus. Berlin: Med.-Wiss. Verlagsgesellschaft

8 Anlagen

Mobilien-Leasing-Erlass

Online unter http://www.leasing.de/leasing-erlasse.php

Allgemeiner Sponsoringerlass

Online unter
http://www.hk24.de/recht_und_steuern/steuerrecht/ertrag_lohnsteuer/einkommen_k
oerper_steuer/

Roland Berger, Fundraising, Potenzial für deutsche Krankenhäuser

Online unter
http://www.rolandberger.com/media/pdf/Roland_Berger_taC_Fundraising_2012033
0.pdf